TRAITEMENT

DES

AFFECTIONS DE L'UTÉRUS

et de ses Annexes

PAR LES

EAUX DE SALIES-DE-BÉARN

Suivi d'un Aperçu clinique des autres Affections justiciables du même mode de traitement

PAR

Le Docteur P. de LOSTALOT-BACHOUÉ

ANCIEN INTERNE LAURÉAT DES HOPITAUX DE PARIS
DU SERVICE GYNÉCOLOGIQUE DE L'HÔPITAL LOURCINE-PASCAL
ET DE L'HÔPITAL DES ENFANTS MALADES
Médecin Consultant à Salies-de-Béarn

ORTHEZ

TYPOGRAPHIE J. GOUDE-DUMESNIL, 70, RUE SAINT-GILLES

— 1891 —

TRAITEMENT

DES

AFFECTIONS DE L'UTÉRUS

et de ses Annexes

PAR LES

EAUX DE SALIES - DE - BÉARN

**Suivi d'un Aperçu clinique des autres Affections
justiciables du même mode de traitement**

PAR

Le Docteur P. de LOSTALOT-BACHOUÉ

ANCIEN INTERNE LAURÉAT DES HOPITAUX DE PARIS
DU SERVICE GYNÉCOLOGIQUE DE L'HÔPITAL LOURCINE-PASCAL
ET DE L'HÔPITAL DES ENFANTS MALADES
Médecin Consultant à Salies-de-Béarn

ORTHEZ

TYPOGRAPHIE J. GOUDE-DUMESNIL, 70, RUE SAINT-GILLES

— 1891 —

PRÉFACE

Ne donner à l'action curative des eaux de Salies-de-Béarn que ce qui doit lui appartenir, ne vouloir pas tout guérir, mais choisir avec discernement, en se basant sur les faits observés, les affections dont on puisse assurer au moins une amélioration sinon une guérison absolue, tel est le but que doit consciencieusement se proposer tout médecin qui désire le bien des malades, tout en voulant assurer la prospérité de la station où il exerce sa profession.

Dans cette monographie nous avons essayé de tracer aussi brièvement et aussi clairement que possible les indications de nos eaux chlorurées-sodiques bromo-iodurées dans le traitement des affections utérines. Dans ce but, nous avons pensé qu'il n'était pas suffisant de s'en rapporter aux idées théoriques plus ou moins nombreuses, qui ont été émises dans l'interprétation physiologique des résultats obtenus, mais qu'il fallait s'appuyer plutôt sur des faits cliniques, sur l'expérience acquise. Cette expérience de nos eaux, notre regretté confrère Foix la possédait au suprême degré, il la devait à quinze années d'observations suivies avec la plus grande attention, et nous devons reconnaître que nous y avons puisé de précieux enseignements.

On peut dire qu'il n'est pas, non-seulement d'affection utérine, mais d'affection abdomino-pelvienne, qui ne se soit présentée aux médecins de Salies. Nombreuses sont les malades qui sont venues ou viennent à Salies, n'écoutant que leur propre confiance, sans tenir compte de l'avis de leur médecin, se basant uniquement sur ce *qu'une amie* qui souffrait, avait vu ses douleurs soulagées ou disparues à Salies-de-Béarn. J'ai vu à Salies : un kyste hydatique du foie, plusieurs kystes de l'ovaire, deux fois une ascite considérable symptomatique d'une néoplasie maligne péritonéale, un cancer de l'utérus, pour ne citer que des affections où les eaux de Salies ne pouvaient jouer qu'un rôle tout au moins indifférent ; et, si nous ne sortons pas du cadre gynécologique, on voit des affections du petit bassin, de l'utérus et de ses annexes qui n'ont jamais retiré et ne retireront jamais de notre traitement thermal le bénéfice que les malades croyaient être en droit d'en attendre. Prenons, pour ne citer qu'un exemple, la *métrite chronique invétérée avec déchirure du col de l'utérus :* cette affection, moins fréquente, il est vrai, aujourd'hui à Salies qu'il y a quelques années, s'y rencontre néanmoins encore dans des proportions assez notables ; or, il est bien démontré par les progrès considérables qu'a fait la gynécologie de nos jours, que, tant qu'une intervention plus énergique que le traitement thermal, qu'une restauration du col n'interviendra pas, les malades ne guériront pas ; je conseillerai, néanmoins, aux chirurgiens d'envoyer à Salies les malades qui auront subi le traitement radical, dans le but d'un traitement général ou de traitement de lésions secondaires à celles du col, d'exsudats périmétritiques, ainsi que cela est si fréquent.

Ainsi donc, à côté d'affections où les eaux de Salies-de-Béarn peuvent être nuisibles, ainsi que nous le démontrent certains faits exposés plus loin, il en est où le traitement restera indifférent.

Si la chirurgie de nos jours a fait de si grands pas dans la thérapeutique des affections utérines, elle n'enlève pas pour cela une valeur curative indéniable aux eaux chlorurées-sodiques bromo-iodurées de Salies-de-Béarn dans ces mêmes affections ; très souvent même, l'une vient collaborer avec l'autre dans l'achèvement d'une guérison ; souvent aussi le traitement thermal sera le plus actif ; la meilleure preuve en est fournie par le nombre de plus en plus considérable des femmes qui viennent faire des cures dans notre station, et dont une bonne partie y est envoyée par des opérateurs.

Les eaux de Salies ont des indications spéciales bien déterminées : *faire un bon diagnostic,* c'est reconnaître ces indications, je dirai même *c'est là la vraie difficulté ;* autrement dit, ne traiter à Salies que ce qui doit y être traité, c'est là le vrai moyen de conquérir la confiance du malade par le seul bien que vous lui faites, celle de son médecin qui nous l'envoie par l'expérience et la bonne foi dont il vous sait capable.

ANALYSE DE L'EAU NATURELLE DE LA SOURCE

PAR M. LE Dʳ GARRIGOU

Par Litre

Chlorures de sodium	229,254
— de potassium	0,354
— de calcium	6,495
— de magnésium	6,702
— de lithine	traces
Sulfate de soude	9,095
— de potasse	0,212
— de chaux	0,797
— de magnésie	3,750
— de lithine	traces
Bromure de magnésium	0,473
Iodure de sodium	0,053
Alumine de fer	0,460
Silicate de soude	0,254
Carbonate de soude	traces
Matières organiques	Non dosées
TOTAL	257,988

Richesse minérale comparative des principales sources   *chlorurées sodiques de France et de l'Étranger*

NOMS DES SOURCES	QUANTITÉ DE SEL RENFERMÉE DANS UN LITRE D'EAU	QUANTITÉ DE SEL RENFERMÉE DANS UN LITRE D'EAUX-MÈRES	AUTEURS DES ANALYSES
	Grammes	Grammes	
Salies-de-Béarn	257.988	487.293	Garrigou.
Mont Morot (Lons-le-Saulnier)	»	370.600	Bracomot.
Bex, près Lavey	»	292.490	Pyrame-Morin.
Nauheim (Hesse-électorale)	40.3	363.900	Chatin-Bromeis.
Namman-Melouane	30.05	»	De Marigny-des-Fosses.
Salins (Jura)	29.900	257.720	Dumas, Pelouse, Fabre.
Salies (Haute-Garonne)	34.065	»	Fihol.
Kurbrunnen	17.4382	»	
Hombourg (Hesse)	16.985	»	Liebig.
Soden	15.691	»	Figuier.
Anzin (Nord)	14.508	»	
Wildegg (Suisse)	14.377	»	
Kreuznach (Prusse)	12.1810	310.6 Ozann.	Liebig.
Cheltemham (Anglet.)	11.019	»	Parker et Brandes.
Ischia (Sicile)	10.410	»	Lancelloti.
Balaruc	9.080	»	Marcel de Serres et Figuier.
Kissingen (Bavière)	8.555	»	Liebig.
Bourbonne-les-Bains	7.540	»	Nivet, Mialhe et Figuier.
La Motte-les-Bains (Isère)	7.443	»	id.
Saint-Nectaire	7.010	»	Nivet.
La Bourboule	6.600	»	Lecoq.
Heilbrun (Bavière)	4.900	»	Barruel.
Rennes-les-Bains (Aude)	4.860	»	
Niederbron (Bas-Rhin)	4.627	»	
Bourbon-l'Archambault	4.357	»	O. Henry.
Chatenois (Bas-Rhin)	4.214	»	
Absac (Charente)	3.000	»	
Baden-Baden	3.000	»	Kœbruten.
Tercis (Landes)	2.538	»	Thore et Meyrac.
Bourbon-Lancy (Saône-et-Loire)	1.751	»	Berthier.
Hamman-Mescoutin (Constantine)	1.457	»	Tripier.
Luxueil	1.113	»	Brocounot.
Néris	1.110	»	Berthier.
Préchac (Landes)	1.087	»	
Widbad (Wartemberg)	0.594	»	
Gostein (Autriche)	0.311	»	Helfft.

NOMS DES SOURCES	QUANTITÉ DE CHLORURES RENFERMÉE DANS UN LITRE D'EAU SALÉE
	Grammes
Salies-de-Béarn	212.804
Bourbonne-les-Bains	50.175
Nauheim (Wilhelm)	37.85
Salins (Jura)	28.038
Kreuznach	11.42
Balaruc	7.94
Kissingen	6.47
Niederbronn	4.324
Lamothe-les-Bains	3.80
La Bourboule	8.620
Chalenois	3.283
Absac	2.921
Tercis	2.347
Bourbon-l'Archambault	2.240
Saint-Nectaire	2.140
Rennes-les-Bains	2.020
Bourbon-Lancy	1.700
Luxueil	0.729
Préchac	0.334
Néris	0.179

NOMS DES SOURCES	QUANTITÉ DE BROMURES RENFERMÉS DANS UN LITRE D'EAU SALÉE	QUANTITÉ D'IODURES RENFERMÉS DANS UN LITRE D'EAU SALÉE
	Grammes	Grammes
Salies-de-Béarn	0.473	0.053
Salins (Jura)	0.067	»
Bourbonne-les-Bains	0.005	Traces
Kreuznach	0.0401	0.0004
Lamotte-les-Bains	0.020	Traces
Niederbronn	0.011	Id.
Nauheim	0.0008	Id.
Kissingen	0.008	Id.
Balaruc	Traces	»
Saint-Nectaire	»	Traces très sensibles
La Bourboule	Traces	Traces
Bourbon-Lancy	»	Id.
Néris	»	Id.

ANALYSE DE L'EAU-MÈRE A 35°

PAR M. LE Dr GARRIGOU

Chlorure de sodium	223,335
— de potassium	55,000
— de lithine	1,500
— de calcium	1,808
— de magnésium	155,203
Sulfate de magnésie	11,545
Bromure de magnésium	10,000
Iodure de magnésium	0,949
Silicate de soude	0,272
Alumine de fer	0,272
Carbonate de soude	traces
Matières organiques	15,000
Perte	11,800
Total	487,203

FIBROMES DE L'UTERUS

Un fibrome peut-il disparaître sous l'influence du traitement chloruré-sodique bromo-ioduré ? Si cette regression totale a pu être observée, nous devons la considérer comme très rare ; nous devons assimiler les myòmes à des néoplasmes, et la disparition spontanée de ceux-ci est à démontrer. Toutefois, en dehors du traitement chloruré-sodique, il existe des faits où l'on a pu voir ce genre de tumeurs disparaître entièrement après une grossesse, par un processus de dégénérescence graisseuse ; divers auteurs en ont cité des exemples, et Pozzi cite le cas d'un fibrome, qui, après avoir doublé de volume pendant la grossesse, disparut peu à peu après l'accouchement, sans laisser de traces.

Mais, nous le répétons, ce sont là des exceptions. A notre avis, les observations de fibro-myòmes disparus sous l'influence du traitement thermal sont le résultat d'une erreur de diagnostic ; rien n'est plus facile, en effet, que de prendre pour fibromes certaines salpingites où la trompe est englobée dans une masse d'adhérences lui formant une coque assez dure et résistante pour lui donner toute la consistance d'un fibrome. Je possède parmi mes observations celle d'une jeune femme qui présentait sur la partie latérale gauche de l'utérus une tumeur dure, résistante, douloureuse, du volume du poing, non accompagnée d'hémorrhagies, symptômes qui avaient fait diagnostiquer par des chirurgiens des plus autorisés l'existence d'un fibrome ; on ordonna une cure à Salies, et, après deux saisons, la tumeur avait presque entièrement disparu ; nul doute qu'il s'agissait d'une salpingite avec exsudats abondants de périsalpingite. De même, on a pris souvent pour des fibromes guéris des noyaux plus ou moins volumineux de paramétrite postérieure ; or, ainsi que nous le faisons observer plus loin, les eaux de Salies ont une action résolutive des plus marquées sur les exsudats pelviens, que ceux-ci se soient formés autour d'une trompe, ou d'un fibrome. Nous le répétons, la véritable interprétation des résultats cliniques dépend d'un bon diagnostic.

Est-ce à dire que les eaux chlorurées sodiques n'ont pas d'action réelle sur les fibromes ? Ce serait méconnaître les faits que de nier cette action ; celle-ci porte *sur la diminution du volume de la tumeur et sur la disparition des symptômes dus à l'existence de cette tumeur*.

1° Diminution de la tumeur.

La mensuration de la cavité de l'utérus par l'hystérométrie permet *seule* de vérifier la regression ; la diminution des phénomènes de compression (fréquence d'uriner, difficulté d'aller à la selle, œdème des membres inférieurs, névralgies irradiées du plexus sacré), est un signe de valeur ; la palpation la percussion, la mensuration extérieure de la tumeur sur la paroi abdominale, sont autant de moyens sujets à des causes d'erreur que nous indiquerons plus loin. Nous avons pu recueillir des observations où l'hystérométrie pratiquée après une seule saison thermale, au 30ᵉ jour par exemple, donnait une différence de trois à cinq centimètres sur l'hystérométrie pratiquée au début du traitement.

Cette involution fibreuse se continue généralement durant un ou deux mois après la cessation des bains ; parfois, elle est insignifiante après une première saison, mais cela est rare. L'hystérométrie ne doit jamais être pratiquée dans le cours du traitement, tout au plus peut-elle être faite tout à fait à la fin et après un repos de deux jours au moins ; le mieux est que cette exploration soit faite huit à dix jours après la cessation des bains. Il existe des observations d'hémorrhagies survenues brusquement après l'introduction intempestive d'un hystéromètre faite dans le cours du traitement ; cet accident est facile à comprendre étant donnée la congestion intense des organes pelviens déterminée par les bains salés entièrement purs ; or, cette congestion commence du dixième au quatorzième jour invariablement, et est annoncée par l'augmentation des douleurs et surtout des pertes blanches qui deviennent plus abondantes et plus épaisses ; du vingt au vingt-cinquième jour la diminution ou la cessation de la leucorrhée, qui perd en même temps de son opacité, indique la décongestion utérine.

2° Causes d'erreurs pouvant faire croire à une diminution du volume de la tumeur.

Ces causes d'erreur sont la diminution *d'épaisseur de la paroi du ventre* et la disparition *des pertes blanches, des hémorrhagies, des douleurs,* lorsque ces dernières existent, ce qui est loin d'être constant. Les femmes qui sont en possession d'un fibrome de l'utérus, et surtout lorsque ce fibrome est volumineux, ont souvent la paroi du ventre épaisse ; en saisissant entre les doigts cette paroi, on est surpris de constater l'énorme couche de graisse qui recouvre la peau ; cette épaisseur de la paroi empêche absolument de délimiter les *vraies limites* de la tumeur lorsqu'on pratique le palper abdominal combiné avec le toucher ; le volume du fibrome est dans ce cas toujours exagéré ; or, les bains salés, surtout lorsqu'ils sont accompagnés de douches (fibromes non ou peu hémorrhagiques), ont la propriété de faire disparaître considérablement l'adipose habituelle des femmes atteintes d'affections utérines ; et si on refait à ce moment la mensuration extérieure de la tumeur, on la trouve diminuée d'autant de volume que la paroi du ventre s'est amincie ; mais cette regression n'est *qu'apparente.*

Les bains chlorurés-sodiques ayant une action résolutive incontestée sur les exsudats pelviens, entraînent la résorption des adhérences plus ou moins épaisses qui englobent parfois la tumeur, surtout sur les parties latérales au voisinage des trompes ; il y a encore là une cause d'erreur ; les exsudats peuvent disparaître sans que le fibrome ait diminué.

Nous devons en dire de même de la disparition des pertes blanches, des hemorrhagies et des douleurs qui sont le cortége habituel des fibro-myômes ; la leucorrhée et les hemorrhagies sont plutôt des symptômes de la mé rite qui complique si souvent le fibrome, que du fibrome lui-même ; ces symptômes font défaut dans certains fibromes interstitiels, qui évoluent cependant rapidement ; leur disparition ne saurait donc être considérée comme un signe de regression. La disparition des douleurs n'a pas non plus grande valeur en tant que symptôme de regression fibreuse ; ces douleurs sont dues uniquement à la salpingite et à la périsalpingite qui, tout en étant moins fréquentes que la métrite accompagnent néanmoins souvent les fibromes ; ces douleurs ne disparaissent que si la muqueuse tubaire est peu enflammée et si les lésions portent sur la paroi tubaire et surtout sur le voisinage de la trompe (périsalpingite). Lorsque la muqueuse de la trompe surtout est malade, la regression ou l'état stationnaire du fibrome est plus difficile à obtenir, car, si aux fibromes conviennent les bains entièrement purs, la salpingite ne se trouve bien que des bains légers.

Fishell, dans un mémoire récent, considère la *peptonurie* comme un indice certain et constant de la regression des myômes. Dans douze analyses d'urines de malades ayant des fibromes, nous n'avons jamais observé de peptonurie, pas plus que d'autres modifications dans les éléments chimiques normaux de l'urine, spéciales à la regression des fibromes.

Ainsi donc, nous ne considérons comme moyen de

contrôle positif de la regression des myômes que l'hys-térométrie et la disparition des symptômes de compres-sion, considérant comme dépendant d'une affection connexe les pertes blanches, les hemorrhagies et les douleurs. Examinons maintenant quelle est la fréquence de la diminution de volume des fibromes, ainsi que de la disparition plus ou moins complète des symptômes précités.

Nos observations sont au nombre de quarante-sept ; douze de ces observations nous sont personnelles, les autres appartenaient à mon regretté confrère Foix, qui me les avait communiquées ; elles se répartissent ainsi :

39 fois les fibromes étaient hemorrhagiques ;

8 fois non hemorrhagiques.

Fibromes hémorrhagiques.

28 fois nous avons noté l'existence de métrorrhagies, et de ménorrhagies ; 11 fois nous n'avons pas observé de métrorrhagies, seulement la durée des règles était plus longue qu'à l'état normal ; dans tous ces cas, il existait des pertes blanches plus ou moins abondantes.

Fibromes non hémorrhagiques.

Il s'agissait ici soit de fibromes à évolution abdominale, soit de fibromes interstitiels ; parfois nous y avons noté une légère augmentation dans la durée des règles sans que celles-ci pussent être, à la rigueur, considérées comme ménorrhagies.

Les modifications survenues à la suite d'un traitement thermal variant de une à quatre cures ont été les suivantes d'une façon générale : disparition des métrorrhagies avec persistance des ménorrhagies, puis guérison, ou, tout au moins, diminution de celles-ci ; diminution considérable ou disparition totale de la leucorrhée, amélioration dans l'intensité des douleurs. Dans certains cas, le traitement n'a produit aucune amélioration, soit que les malades fussent venues à Salies à une époque trop avancée de l'affection, soit que le traitement n'ait pu être appliqué dans la rigueur voulue en raison de contre-indications que nous signalerons un peu plus loin ; dans quelques cas, le traitement a paru aggraver certains symptômes (hemorrhagies) ; dans deux observations, les bains ont amené des métrorrhagies, alors qu'il n'existait primitivement que des ménorrhagies.

La plupart des malades qui font l'objet de nos observations ont vu leur état général s'améliorer très rapidement ; à partir du douzième ou du quinzième bain, on voyait survenir une coloration des téguments qui avait fait défaut jusqu'alors ; les forces sont revenues, l'essouflement, la fatigue ont fait place à une vigueur dont quelques malades avaient même perdu le souvenir ; nous avons noté presque constamment une diminution considéralbe de la surcharge graisseuse dont sont affectées les malades ; cette hypo-adipose est due à la suractivité des phénomènes d'assimilation et de désassimilation qu'occasionnent les bains salins et à la combustion des graisses qui en résulte.

Certains insuccès résultent de contre-indications qui, quoique assez rares, doivent néanmoins tenir toujours en éveil l'attention du médecin. En première ligne, il faut citer certaines manifestations de *l'arthritisme* ; des névralgies congestives ont été parfois tellement accrues, qu'elles ont entraîné la cessation du traitement et le renvoi des malades ; des hémorrhagies sont nées ou ont été accrues en raison de cet état congestif ; et, fait intéressant, ces hémorrhagies ont été précédées d'une augmentation de la quantité d'acide urique contenu dans les urines. En interrogeant les malades, on apprend que les deux ou trois jours qui ont précédé l'hémorrhagie, les urines étaient plus rares, plus foncées, briquetées, formant un abondant dépôt rouge-brique au fond du vase qui les contenait. Il est donc nécessaire de pratiquer le plus souvent possible l'analyse des urines chez les malades arthritiques. Dès que nous constatons une diminution de la quantité des urines avec augmentation d'acide urique, nous ordonnons un diurétique quelconque, ainsi que le carbonate de lithine ; nous n'avons eu qu'à nous louer de cette surveillance active ; nous sommes également convaincus d'avoir ainsi prévenu l'éclosion d'accidents, qui, bien que rares, n'en sont pas moins à redouter.

Nous signalerons également un danger, qui, quoique plus rare encore, peut néanmoins survenir, *la syncope* ; celle-ci peut survenir chez les femmes qui ont une dégénérescence graisseuse du cœur ; cette dégénérescence est assez fréquente chez les malades d'un certain âge ; d'où l'importance qu'il y a à pratiquer l'auscultation avant le début du traitement.

Il nous reste à dire quelques mots de nos observations quant à la regression des fibromes que nous avons constatée : nous ne possédons que sept observations où l'hystérométrie ait été pratiquée ; quatre fois il y a eu une diminution de la cavité utérine ; dans l'un de ces cas, il s'agissait d'un utérus fibreux, dont on avait extrait trois fibromes par la voie vaginale, mais qui était resté, malgré l'opération, en subinvolution fibreuse avec leucorrhée abondante. Dans les trois autres cas où l'hystérométrie a été pratiquée, deux fois les fibromes étaient restés stationnaires dans leur évolution, une fois, la tumeur avait augmenté. Ces résultats ont été observés chez des malades qui avaient fait au moins deux cures à Salies-de-Béarn.

En résumé, sans entrer dans des données plus ou moins théoriques sur l'action des eaux chlorurées-sodiques fortes sur les fibromes de l'utérus, et en ne nous en rapportant qu'aux faits cliniques, voici ce que nous avons observé : *une regression plus ou moins avancée des tumeurs fibro-myomateuses, une disparition ou diminution notable des symptômes, hémorrhagie, douleur, leucorrhée, phénomènes de compression, mais jamais une regression totale d'un fibrome ; les modifications les plus fréquentes et les plus manifestes sont survenues du côté des complications habituelles de ces tumeurs, indiquées ci-dessus.*

METRITES

Les eaux chlorurées-sodiques iodo-bromurées de Salies
ont une action des plus efficaces sur deux formes d'endométrites principalement. Les métrites cervicales,
surtout lorsqu'elles sont très anciennes, ne trouvent pas
dans le traitement thermal leur principale indication ;
les opérations plastiques sur le col ont suffisamment
fait leur preuve pour qu'elles constituent le traitement
de choix des métrites cervicales chroniques. Tout au
plus, dans ces dernières lésions, le traitement thermal
sera-t-il utile au point de vue de l'état général à modi-
fier ; nous ferons exception pour les métrites du col
récentes, où la thérapeutique thermale a une action
curative indéniable. Mais, nous le répétons, c'est surtout
dans deux variétés d'endométrites que les eaux de Salies
sont indiquées : *l'endométrite hémorrhagique* et *l'endométrite catarrhale.*

Endométrite hémorrhagique.

Les eaux de Salies agissent ici principalement sur
l'état général. L'anémie plus ou moins profonde qui
résulte des pertes sanguines se trouve rapidement amé-
liorée ; le sang redevenant riche en globules sanguins,

les troubles dus à l'anémie disparaissent, les forces reviennent, la dyspepsie, ainsi que les troubles nerveux gastriques, disparaissent ; ces effets s'expliquent par l'augmentation de la quantité d'oxyhémoglobine déterminée par les bains salins, ainsi que l'a démontré Hénocque. Localement, les hémorrhagies deviennent plus rares et moins abondantes, quelquefois elles disparaissent.

Si le traitement par les bains chlorurés-sodiques n'a pas le droit ni le pouvoir de détrôner le curettage qui trouve si bien ses indications dans cette forme de métrite, il n'en est pas moins certain que ce traitement rend de grands services aux malades, nous ne saurions trop le recommander aux gynécologues ; s'il appartient à la curette de refaire une muqueuse fougueuse, il appartient à nos eaux de refaire l'état général qui est la conséquence de ses lésions.

Il arrive assez souvent de compter au nombre des malades en traitement à Salies des femmes présentant des hémorrhagies utérines au moment des époques, hémorrhagies qui tirent leur origine non d'une métrite, mais de leur constitution arthritique ; ces malades perdent du sang par leur utérus, comme certains arthritiques en perdent par leurs hémorrhoïdes ; ce sont-là des epistaxis salutaires qui ont souvent été considérées comme symptomatiques d'une endométrite ; en interrogeant les malades, on apprend que souvent ces ménorrhagies ont débuté à la puberté. Ces pseudo-métrites hémorrhagiques ont souvent été traitées par le currettage, infructueusement il faut le dire ; de même, les eaux chlorurées-sodiques leur sont contraires à l'inverse des eaux alcalines.

Métrite catarrhale.

Les eaux de Salies-de-Béarn sont spécialement indiquées dans une forme de métro-cervicite, qui se distingue par l'état constitutionnel de la malade, de la forme catarrhale commune, consécutive à la puerpuéralité, à l'avortement, ou à une infection de tout autre nature, gonorrhéique, par exemple ; on pourrait lui donner à la rigueur le nom de *métrite scrofuleuse*. Que l'on me passe cette dénomination qui n'est point classique ; ce n'est pas la métrite tuberculeuse à proprement parler, mais une manifestation sur la muqueuse utérine d'un état général scrofuleux. Cette manifestation sur la muqueuse de la matrice est en tous points comparable à ce qui se passe du côté d'autres muqueuses : conjonctivale, nasale, pharyngo-laryngée. Cette forme de métrite est très souvent virginale, c'est à partir de 12 à 14 ans qu'on la voit apparaître chez des jeunes filles tout au moins lymphatiques ; avec elles coexistent souvent d'autres manifestations de l'état constitutionnel, adénopathies cervicales, axillaires, inguinales, trachéo-bronchiques, inflammations chroniques des muqueuses ; le mot inflammation est même ici impropre, c'est un état catarrhal ou la septicité n'entre pas en jeu.

Localement, cette forme de métrite se différencie assez de la forme catarrhale commune; l'état catarrhal, au lieu d'être, comme dans cette dernière forme, uniquement cervical, provient également du col et de l'endometrium.

Le traitement thermal démontre d'ailleurs par lui seul le caractère spécial de cette forme catarrhale ; c'est ainsi que l'ectropion de la muqueuse du col, qui existe ici tout aussi bien que dans l'autre forme, guérit par le seul traitement salin ; tandis que l'on sait parfaitement que, dans la forme commune, une opération est le plus souvent nécessaire, opération de Schrœder ou de Simon-Marckwall.

De même, nombreuses récidives à la suite du curettage proviennent de ce que l'on a indistinctement approprié ce traitement aux deux formes catarrhales sans tenir compte de l'état général de la malade. Ce serait vraiment rendre le plus grand service aux toutes jeunes filles que de les envoyer dans notre station dès l'apparition des pertes blanches ; on éviterait ainsi vraisemblablement des infections utérines, d'autant plus faciles au moment de la puerpuéralité, que le terrain était suffisamment préparé par un état général défectueux.

SALPINGITES, PÉRIMÉTRITE, PARAMÉTRITE

Il ne saurait y avoir ici, dans notre esprit, confusion de mots. Si les inflammations de l'utérus, de la trompe, du péritoine périsalpingien, des ligaments larges sont étroitement unies, suivant l'opinion admise aujourd'hui, au point de justifier la dénomination générale de péri-métro-salpingite, on peut à la rigueur conserver ces dénominations isolées suivant que l'inflammation prédomine du côté de la trompe, du parametrium ou du péritoine qui avoisine la trompe. Et ceci a son importance au point de vue auquel nous nous plaçons, à savoir que le traitement chloruré-sodique, si efficace dans ces inflammations, est souvent contraire, lorsque les lésions prédominent vers la muqueuse de la trompe.

1° Salpingite proprement dite.

Les eaux de Salies-de-Béarn sont absolument contre-indiquées dans la forme dite *catarrhale aiguë,* forme dans laquelle la muqueuse est la principale intéressée. Par le traitement thermal, on voit bientôt les douleurs augmenter d'intensité au point de devenir souvent intolérables, sans compter des accidents de pelvipéritonite ou de péritonite généralisée, ainsi que nous en avons observé un cas. Cette poussée suraiguë peut s'accompagner de collections tubaires suppurées ; nous en possédons deux observations. Ces accidents peuvent surtout survenir si l'on administre les bains salés purs ; dans nulle autre affection pelvienne comme ici, une grande circonspection de la part du médecin traitant n'est aussi nécessaire ; les bains faibles, au quart, sont seuls tolérés, sans toutefois amener de guérison ; il y a donc là une sérieuse contre-indication aux eaux de Salies.

Plus les lésions s'éloigneront de la muqueuse vers le péritoine, plus les eaux de Salies seront justifiées et deviendront d'une efficacité croissante ; c'est ainsi que déjà la *salpingite chronique parenchymateuse,* dans laquelle les lésions siègent essentiellement dans la paroi même de la trompe, peut bénéficier des eaux de Salies-de-Béarn. Les douleurs, dans cette forme, tirent moins leur origine de la trompe elle-même que des adhérences qui englobent la trompe et l'ovaire, et qui sont souvent très abondantes et très compactes. Contrairement aux résultats obtenus du côté des trompes, la thérapeutique thermale saline a ici une action souvent merveilleuse, et cette action commence à devenir manifeste à partir du huitième bain. Les bains doivent être administrés *très légers,* parties égales d'eau salée pure et d'eau douce *tout au plus ;* dans l'intervalle des bains, les malades doivent, autant que possible, garder le repos horizontal avec des compresses d'eau-mère appliquées sur la fosse iliaque correspondante au point douloureux. Dans ce genre de lésions, comme dans celles dont nous parlons plus bas, il est utile de faire administrer par une doucheuse expérimentée des douches salées tièdes dans la région sacrée ; administrer la douche sur le bas-ventre est d'une pratique dangereuse.

Il existe des cas où notre traitement thermal a complétement échoué, bien que les lésions de la trompe fussent anciennes et légères, et où les adhérences jouaient le principal rôle dans la production des douleurs ; nous avons même assisté à des laparotomies pratiquées chez des malades dont l'annexite avait même été aggravée par les bains salés ; nous croyons pouvoir attribuer dans ces cas l'échec thermal à l'existence de lésions absolument réfractaires à toutes sortes de traitement autre que le traitement chirurgical. Il s'agit dans ce cas de *dégénérescence kystique des ovaires* ou de *petits hématomes* produits dans les follicules de de Graff. Un diagnostic qui est délicat, il est vrai, mais très possible, permettra dans ce cas de contre-indiquer une cure thermale, qui, loin d'amener une sédation des douleurs, ne fera que les aggraver. Ces lésions se rencontrent chez des femmes qui ont toujours souffert depuis l'établissement de la menstruation, chez lesquelles l'affection n'est pas survenue accidentellement dans la puerpéralité, à la suite d'une fausse couche, d'une cause septique quelconque ; d'ailleurs, l'exploration des annexes révèle peu ou pas de lésions de la trompe, mais un ou deux ovaires gros, douloureux, à surface inégale. Nous sommes convaincus que certains cas de pelvipéritonite survenant à Salies sont dus à de petites hématocèles provenant de l'ovaire dont les cavités kystiques remplies de sang se crèvent dans le péritoine, sous l'influence de la congestion déterminée par les bains. Tout en admettant, dans l'immense majorité des cas, la voie utérine dans la pathogénie des inflammations des annexes, on doit cependant admettre que, dans certains cas, à la suite d'une lésion du col pendant un accouchement ou une fausse couche, les vaisseaux veineux et lymphatiques partant du col puissent s'enflammer, se compliquer de périphlébite et de périlymphangite, donnant ainsi au toucher la sensation d'un empâtement inflammatoire du ligament large, sans que pour cela la trompe soit à incriminer ; ici, les phénomènes douloureux sont peu accentués, même au début. Si l'on envoie à Salies les malades atteintes de ces lésions, on obtient rapidement des guérisons, à la condition d'attendre que la phase aiguë de l'affection soit passée ; les noyaux de pelvipéritonite postérieure se comportent de la même façon ; ces noyaux de paramétrite constituent les prétendus fibromes disparus sous l'influence du traitement thermal ; or, nous avons soutenu plus haut que cette prétendue fonte des fibrômes n'existait pas.

DÉVIATIONS UTÉRINES

RÉTROFLEXION, RETROVERSION AVEC OU SANS PROLAPSUS

Des différentes déviations que puisse subir l'utérus à l'état pathologique, la rétroflexion est la plus fréquente, vient ensuite la rétroversion. Traités à temps par l'action excitante et tonique des eaux chlorurées-sodiques, ces déplacements de la matrice peuvent guérir, s'améliorer et rendre une intervention chirurgicale plus favorable, lorsque l'affection est éloignée de la cause qui l'a produite. Ces causes sont : les grossesses répétées, les accouchements laborieux, l'inflammation métritique et la subinvolution qui leur est consécutive. En envoyant à Salies le plus tôt possible les malades atteintes de ces déviations, on peut rendre à l'utérus et à ses ligaments la tonicité qu'ils n'ont plus, on peut *guérir radicalement* la déviation. Si l'affection est ancienne, il arrive souvent que l'utérus est maintenu dans sa position vicieuse par des adhérences dues à la pelvipéritonite ; il en résulte parfois un retour de l'affection primitivement corrigée par une opération qui est généralement indiquée dans ces cas ; autrement dit, la résorption des adhérences qui résulte du traitement thermal assure le maintien de la guérison obtenue par l'opération *(Alquié-Alexander,*

Opérations plastiques vaginales). Cette action curative des eaux de Salies sur les déviations, grâce à leur action tonique et résolutive, n'est pas spéciale à ce mode de traitement ; le curettage en excitant la fibre musculaire et donnant à l'utérus et ses ligaments une vitalité qu'ils n'ont plus, a souvent corrigé *par sa seule action* des déviations plus ou moins récentes. Je possède l'observation d'une jeune femme atteinte de retroversion consécutive à un accouchement datant de huit mois, guérie radicalement après une seule cure ; cette observation m'a permis de croire à d'autres observations analogues qui m'ont été rapportées par Foix. Ces faits s'observent chez des jeunes femmes à constitution quelque peu chétive, avec atonie généralisée du système musculaire.

En résumé, voici quelles sont les indications des eaux de Salies-de-Béarn dans le traitement des affections de l'utérus et de ses annexes :

1° Fibro-myômes à évolution lente non accompagnés d'hémorrhagies pouvant devenir rapidement menaçantes ; Fibrômes non hémorrhagiques ; fibrômes arrivés ou développés à l'époque de la ménopause ; fibrômes très volumineux enclavés pouvant rendre une intervention radicale dangereuse. Les utérus fibreux justiciables d'une opération partielle (hystérotomie vaginale ou intra-péritonéale), doivent être envoyés à Salies après l'opération. De même, après une hystérotomie, les eaux chlorurées-sodiques seront indiquées comme traitement complémentaire de l'état général.

2° *Envoyez à Salies les femmes atteintes de métrites catarrhales tirant leur origine d'un état général strumeux, ou tout au moins lymphatique ; les malades anémiées par une métrite hémorrhagique par laquelle on aura pratiqué le curettage, qui est ici le traitement de choix ;*

3° *Les salpingites avec lésions peu accentuées de la muqueuse de la trompe ; les salpingites hypertrophiques sans collection de la trompe ; les périsalpingites dont les adhérences sont la cause si fréquente des phénomènes douloureux du côté des annexes, les inflammations diffuses du péritoine pelvien ;*

4° *Les adhérences post-opératoires qui sont souvent la cause de douleurs persistantes après les laparotomies ;*

5° *Les salpingites fistuleuses avec écoulement purulent persistant, que la poche ait été ou non enlevée ;*

6° *Les déviations utérines récentes, avec ou sans prolapsus, consécutives à un accouchement, une fausse-couche. Salies est également indiqué comme traitement excitant et tonique de la musculature qui entre en jeu dans la statique utéro-pelvienne, avant comme après les opérations pratiquées dans le but de corriger les déplacements de la matrice.*

DES AFFECTIONS SUBAIGUES & CHRONIQUES

JUSTICIABLES DU MÊME MODE DE TRAITEMENT

Si nous sortons du cadre dans lequel nous nous sommes placés au début de ce travail, nous verrons que les affections efficacement traitées à Salies-de-Béarn sont encore très nombreuses ; il nous a paru indispensable, pour la clarté de leur exposé, de les classer suivant les différents systèmes de l'économie.

Système osseux et périoste.

Ostéite tuberculeuse, tumeur blanche. — Il est peu de chirurgiens qui n'aient constaté l'action curative de Salies sur les ostéites tuberculeuses des os longs, sur ces arthrites tuberculeuses au début, dont les lésions initiales siègent dans les épiphyses, au-dessous des cartilages articulaires. La maladie ne présente-t-elle comme lésions que cette tuberculose enkystée des extrémités articulaires, nos eaux chlorurées-sodiques bromo-iodurées amènent, après deux saisons en général, une regression des foyers caséeux ; vers le dixième bain, on constate une augmentation de la douleur à la pression des extrémités articulaires ; les mouvements spontanés sont également plus douloureux ; un repos de deux jours suffit à amen-

der cet état subaigu déterminé par le traitement thermal. Nous sommes portés à croire que, dans certains
cas, chez des enfants scrofuleux, l'apparition subite de
douleurs et gonflement épiphysaire pendant le traitement
balnéaire est peut-être due à l'existence de foyers
caséeux latents des épiphyses ; ce n'est là, évidemment,
qu'une présomption basée sur les autres manifestations
scrofuleuses que présentent ces malades ; nous ne devons pas, en effet, confondre cet état morbide avec la
fièvre de croissance qui s'accompagne aussi de poussées
d'ostéite épiphysaire, déterminées quelquefois par les
bains trop forts.

Les lésions articulaires sont-elles plus avancées, avec
envahissement des cartilages articulaires et synoviales ?
Dans ce cas, Salies ne doit être indiqué qu'autant que la
phase aiguë de l'affection est terminée, que la fièvre, le
gonflement et la douleur ont cessé ; ici, bien plus qu'en
présence des lésions que nous avons indiquées plus haut,
l'attention du médecin traitant doit être grande. Du
huitième au douzième bain, les phénomènes subaigus
apparaissent, l'articulation gonfle, les mouvements sont
très douloureux, un léger mouvement fébril peut se
montrer : le repos absolu dans une gouttière, un ou
deux vésicatoires, quelques cataplasmes émollients suffi-
sent à arrêter l'affection dans sa marche vers le stade
aigu. Les phénomènes inflammatoires rétrocèdent ensuite, et le traitement peut être continué sans interrup-
tion jusque vers le 25me ou le 30mo bain. Lorsqu'il existe
un ou plusieurs trajets fistuleux de l'articulation, les
bains les modifient rapidement; ici les b... s purs sont

très indiquées ; sous leur influence, la suppuration augmente, le pus devient plus épais, plus crémeux, pour
diminuer ensuite dans sa consistance et sa quantité,
jusqu'à oblitération des trajets fistuleux ; ce résultat n'est
généralement obtenu qu'après deux ou trois mois. Au
moment de l'hypersécrétion purulente déterminée par
les bains, il est souvent nécessaire de dilater les trajets
fistuleux avec la laminaria, afin d'éviter une rétention
du pus dans l'articulation. Nous citerons les observations
de deux malades complétement guéris après trois et
quatre saisons ; ces observations sont intéressantes et
mériteraient d'être citées. Il s'agissait, en effet, d'osteo-
arthrites tuberculeuses de l'articulation radio-carpienne :
dans l'une, il existait également une synovite à grains
riziformes, ainsi qu'un trajet fistuleux s'ouvrant sur la
face dorsale du poignet ; deux saisons avaient à peine
amélioré le malade ; au cours d'une consultation qui eut
lieu à Paris, entre une amputation, une résection et une
nouvelle cure à Salies, l'amputation s'imposait ; néanmoins, une nouvelle saison fut conseillée. Après un
traitement de deux mois, interrompu par des périodes de
repos, le trajet fistuleux se ferma ; huit mois après la synovite n'existait plus, l'ankylose était complète ; je revois
souvent le malade, qui fait en ce moment une dernière
saison Salies, et je le considère comme guéri. Cette
observation est, disions-nous, intéressante en ce que,
en dehors du traitement par les eaux chlorurées-sodiques fortes, on ne guérit guère ces tumeurs blanches du
poignet, exception faite cependant pour les synovites à
grains riziformes sans lésions articulaires ; on en arrive

le plus souvent à l'amputation, la résection donnant ici des résultats déplorables.

Il faut attendre quatre à cinq mois après l'ankylose complète, pour entreprendre le massage de l'articulation et des muscles atrophiés contigus à l'article.

Signalons également parmi les indications formelles de Salies-de-Béarn *la carie des os courts et plats, du carpe et métacarpe, tarse et métatarse, des phalanges (spina ventosa), la carie des côtes et du sternum, la carie du rocher,* avec écoulement purulent de l'oreille, *la carie des os du nez, la carie de l'os iliaque.*

Carie des vertèbres, mal de Pott, abcès par congestion.

Je recommande tout particulièrement Salies-de-Béarn dans le traitement de la tuberculose vertébrale désignée sous le nom de *mal de Pott.* Qu'il s'agisse de lésions tuberculeuses des vertèbres lombaires ou dorsales, ou bien des vertèbres cervicales (mal de Pott sous-occipital), le traitement, en modifiant l'état général du malade, agira aussi localement sur l'une des manifestions si fréquentes de l'affection, *l'abcès par congestion.* Dès qu'un enfant, chez lequel existera des présomptions de tuberculose ou possédant des antécédents tuberculeux, se plaindra de douleurs vertébrales localisées à l'épine dorsale ou irradiées, avec affaiblissement des membres inférieurs, envoyez-le, sans hésitation, à Salies, vous pouvez prévenir ainsi la *gibbosité,* conséquence de l'affaissement des corps vertébraux et l'abcès par congestion, qui en est une des manifestations les plus graves. La paralysie des membres inférieurs n'offre pas de gravité, elle guérit spontanément sans traitement. Envoyés à la deuxième période de l'affection, les malades sont en droit d'attendre une guérison consistant en la cicatrisation osseuse des vertèbres et le dessèchement de l'abcès migrateur ; la gibbosité persistera toujours. Il faut en moyenne quatre saisons pour obtenir une guérison ; durant le traitement, le malade doit être immobilisé dans une gouttière de Bonnet ; les abcès migrateurs ne doivent être incisés que lorsque la poche est très tendue, autrement dit, lorsque l'abcès a tendance à s'ouvrir spontanément. Sous l'influence du traitement, la suppuration augmente, le pus est plus épais, mélangé d'une matière caséeuse qui va en diminuant de quantité vers le quinzième bain. A partir de ce moment, la suppuration devient séro-purulente et moins abondante ; quelques injections d'éther iodoformé, pratiquées à cette période, hâtent la cicatrisation de la poche par l'irritation de ses parois ; un pansement occlusif parfaitement antiseptique est de rigueur après chaque bain. Nous recommandons aux malades atteints de tuberculoses locales de faire un long séjour à Salies, en ayant soin de se reposer sept à huit jours après vingt-cinq bains. Les malades atteints de coxalgie, de mal de Pott, ne doivent quitter la station que dans une gouttière de Bonnet, ou munis d'un bon corset de Sayre plâtré ou d'un appareil silicaté.

Affections osseuses non tuberculeuses.

L'ostéomyélite prolongée s'accompagne de l'invagination de sequestres au milieu de tissus osseux de nouvelle formation ; une longue et épuisante suppuration se fait jour par des trajets fistuleux généralement multiples, jusqu'à ce que la partie mortifiée de l'os se soit entièrement séparée du tissu vivant ; souvent, malgré des interventions chirurgicales répétées, la suppuration ne tarit pas ; envoyez alors les malades à Salies. Tout en relevant l'état général du malade épuisé par cette source abondante de pus, nos eaux auront pour action d'activer le travail d'élimination du sequestre ; tout au moins, son extirpation, souvent indispensable, en sera rendue plus facile.

Nous ferons les mêmes recommandations en ce qui concerne les *nécroses traumatiques syphilitiques*.

Rachitisme

Les déformations osseuses, épiphysaires et diaphysaires dues au rachitisme, sont notablement corrigées après deux cures à Salies-de-Béarn. Les modifications qui surviennent se montrent d'abord dans l'aspect général du petit rachitique : le teint n'a bientôt plus la pâleur accoutumée ; le regard est plus vif, la démarche plus facile, les courbures osseuses moins accentuées, les nouures moins sensibles, le thorax moins proéminent, les côtes plus régulières. Chéron a le premier signalé la phosphaturie dans le rachitisme. L'examen des urines, fait au début d'une première saison, varie déjà sensiblement à la fin de cette première cure, par une diminution très appréciable des phosphates.

Les douches salées tièdes jouent dans le cas présent un

rôle tout aussi important que les bains ; ces douches sont administrées sur les membres déformés ; elles doivent être brisées ; le bain vient immédiatement après, suivi d'un massage peu énergique. Je conseille le repos au lit après le bain, et, lorsque la courbure des membres inférieurs est accentuée, l'usage d'un appareil orthopédique de redressement.

Scoliose.

Qu'il s'agisse d'un arrêt de développement, d'une faiblesse musculaire primitive, d'une lésion nerveuse syringomyélitique, l'amyotrophie et la déformation de la colonne vertébrale sont rapidement améliorées après deux ou trois cures : les saillies musculaires sont plus appréciables, la projection d'une épaule moins accentuée, l'épine dorsale plus rectiligne. Le traitement consiste en bains entiers, massage énergique et électricité, douches brisées. En envoyant les malades à Salies au début de l'affection, on pourra éviter les courbures de compensation, les déformations du bassin qui lui sont secondaires.

SYSTÈME LYMPHATIQUE ET SANGUIN

Par leur action tonique et reconstituante, les eaux de Salies sont particulièrement recommandables chez les *enfants chétifs, pâles, de constitution faible,* dont le développement semble se faire difficilement ; chez les convalescents de fièvres graves, *fièvres typhoïde, scarlatine,* principalement la *rougeole.* Nos Eaux ont une action résolutive des plus efficaces sur les *adénopathies trachéo-bronchiques,* consécutives à cette dernière affection. Les adolescents *anémiques, chlorotiques,* se trouvent bien du traitement chloruré-sodique. De même, ce traitement agit très efficacement depuis l'état simplement lymphatique jusqu'aux tuberculoses locales les plus invétérées. Qui ne connaît l'aspect du petit scrofuleux, bouffi, pâle, le nez gonflé, la lèvre supérieure proéminente, rouge ou violacée, irritée par les sécrétions s'écoulant sans cesse des narines dont la muqueuse est chroniquement enflammée ; les conjonctives injectées, les paupières rouges, clignotantes, grâce à une ulcération de la cornée ou à une taie ; le cou augmenté de volume, souvent d'un seul côté, parfois comme enserré par un véritable collier de ganglions hypertrophiés. Ces manifestations apparentes de la tuberculose sont souvent accompagnées d'hypertrophie de même nature d'autres masses ganglionnaires, *ganglions péritrachéo-bronchiques tuberculeux, ganglions mésentériques, ganglions inguinaux* et *iliaques, ganglions axillaires.* Ces adénopathies guérissent à Salies.

Dans l'hypertrophie tuberculeuse ou inflammation des ganglions profonds, trachéo - bronchiques, iliaques, mésentériques, je recommande tout particulièrement les pointes de feu combinées avec le traitement salin. Dans l'adénopathie trachéo-bronchique, nous avons observé, à la suite de ce traitement, la diminution de la matité, l'augmentation du murmure vésiculaire, la disparition ou diminution de la toux coqueluchoïde spontanée ou provoquée par la compression digitale des pneumogastriques.

Les ganglions tuberculeux que l'on observe à Salies se présentent sous deux formes : de *simple hypertrophie ganglionnaire* sans suppuration, ou *d'abcès* de ces ganglions. Voici ce que l'on observe dans le premier cas, vers le huitième ou dixième bain : les ganglions augmentent de volume, deviennent sensibles ; cet état subaigu provoqué s'arrête là pour rétrocéder et laisser à sa place des ganglions diminuant de volume jusqu'à leur disparition totale. Si cette phase subaiguë est dépassée, un abcès chaud se forme, soit uniquement aux dépens des ganglions, soit ganglionnaire et circumganglionnaire. Avec une grande circonspection dans l'administration des bains au point de vue de leur intensité, on préviendra la formation de ces abcès.

Il arrive parfois que les bains seuls n'amènent pas cette poussée subaiguë, nécessaire à la regression ganglionnaire ; il faut alors la provoquer par des douches salées chaudes, pulvérisées sur la région malade.

Lorsque les ganglions sont déjà suppurés avant le début du traitement, avec induration ou suppuration du tissu cellulaire circonvoisin, avec trajets fistuleux, voici ce que l'on observe sous l'influence des bains salés purs : le pus, primitivement séreux et peu abondant, augmente de quantité, devient épais et crémeux pour diminuer ensuite vers la fin du traitement (25me jour) et cesser complétement dans un temps qui varie de six à douze mois après la cure.

Il n'y a pas que les adénites scrofuleuses qui guérissent à Salies ; certaines adénites suppurées, *simplement inflammatoires,* à trajets fistuleux rebelles à la cicatrisation. Ces adénites, que l'on observe assez souvent au pli de l'aine, qui reconnaissent parfois la blennorrhagie ou le chancre mou comme cause, sont rapidement guéris à Salies-de-Béarn.

Tuberculose du Testicule

Salies-de-Béarn donne de bons résultats dans la tuberculose du testicule ; la forme que l'on observe le plus à Salies, et qui est aussi la plus fréquente, est l'*épididymite tuberculeuse,* avec ou sans abcès, avec ou sans tuberculose ascendante des voies génito-urinaires ; les cas les plus favorables sont ceux où l'épididyme et le canal déférent sont seuls pris ; il faut de trois à quatre cures pour obtenir soit une disparition de l'induration épididymaire, soit une cicatrisation des trajets fistuleux. J'ai pu recueillir cinq observations de tuberculose génitale qui se répartissent ainsi : deux malades encore en traitement, l'un en possession d'une épididymite, le second d'une épididymite avec orchite compliquée de fongus ; deux guérisons complètes, un insuccès ; dans ce dernier cas il y avait envahissement de tout l'arbre urinaire jusqu'aux reins ; l'urémie en fut la terminaison survenue à Salies en plein traitement.

SYSTÈME MUSCULAIRE,
SYSTÈME NERVEUX, NÉVROSES

La *paralysie infantile,* la *paralysie pseudohypertrophi-que des enfants,* les *amyotrophies* se rattachant à la scoliose syringomyélitique ou idiopathique, les *amyo-trophies juxta-articulaires,* que la lésion articulaire soit tuberculeuse ou simplement traumatique, sont autant d'affections avantageusement traitées à Salies-de-Béarn en leur adjoignant le massage. Les troubles nerveux hystériformes, les névralgies, lorsque ceux-ci sont sous la dépendance de l'anémie ou d'une affection utérine, sont améliorés par nos eaux chlorurées sodiques, si l'on a le soin de les administrer légères et additionnées d'eau-mère (10 à 20 litres en général), celle-ci agissant par son action sédative. La *chorée chronique* est curable à Salies-de-Béarn ; j'en possède trois observations concluantes à cet égard.

PEAU, TISSU CELLULAIRE

Salies a une action des plus curatives sur les lésions tuberculeuses de la peau et du tissu cellulaire désignées sous le nom de *gommes tuberculeuses* ; ces gommes occupent le plus souvent la région du dos, des fesses, la face postérieure des cuisses. Lorsqu'elles ne sont pas encore passées à l'état d'*abcès froid,* elles peuvent disparaître totalement, ainsi que j'en ai observé deux exemples. Passées à l'état d'*abcès froid,* il suffit souvent d'une seule saison pour obtenir une cicatrisation. J'ai récemment observé cette rapidité de cicatrisation après 25 jours de traitement chez une jeune fille qui portait sur la jambe droite quatre abcès froids ; les cicatrices qui leur sont consécutives sont moins disgracieuses que celles qui surviennent spontanément après une longue suppuration.

Indications et Contre-Indications générales du Traitement
Thermal de Salies-de-Béarn

Notre regretté confrère Foix avait parfaitement formulé les contre-indications générales :

1° Les maladies organiques du cœur ;
2° La phthisie tuberculeuse, l'asthme, l'emphysème pulmonaire ;
3° Le mal de Bright ;
4° L'herpétisme avec manifestations cutanées.

Beaucoup de médecins se gardent d'envoyer à Salies les nerveux. *A priori,* ils auraient raison, vu l'action excitante des Eaux salines ; ils ont même raison pour beaucoup d'affections nerveuses héréditaires ou acquises, telles que l'épilepsie, l'hystérie. Beaucoup d'entre eux envoient de préférence à Néris les affections utérines accompagnées de manifestations nerveuses reflexes, telles que gastralgies, névralgies intercostales, iléo-lombaires, sciatiques, hypochondrie, etc. Ces manifestations nerveuses symptômatiques sont efficacement traitées à Salies, en surajoutant aux bains une quantité variable d'eaux-mères, riches en bromures. Cette action sédative des eaux-mères se fait sentir non-seulement sur l'état général, mais localement, en compresses appliquées sur le bas-ventre, comme traitement des douleurs dysménorrhéiques, quelle que soit la cause de cette dysménorrhée.

Le traitement consiste en bains et douches.

1° **Bains.** — Ils sont administrés entièrement purs, ou bien composés d'un quart d'eau salée pure et de trois quarts d'eau douce, ou bien d'une quantité égale d'eau salée et d'eau douce ; ces proportions peuvent être variées suivant le genre d'affection que l'on traite et suivant la susceptibilité de chacun. Leur action tonique et résolutive est augmentée par l'addition d'eau-mère ; en même temps ils deviennent sédatifs. Les bains peuvent constituer le seul mode de traitement ; dans certains cas, il faut leur adjoindre les douches ;

2º **Douches.** — Elles sont générales ou locales, administrées immédiatement avant le bain ; elles sont composées d'eau salée pure, d'une température de 20º à 25º ; leur administration exige une certaine habitude et une prudence en relation avec le genre d'affection que l'on traite ; une doucheuse des plus expérimentées est affectée à l'établissement pour leur application.

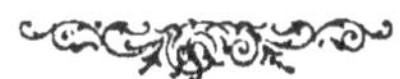

TABLE DES MATIÈRES

Des Affections Subaiguës et Chroniques justiciables de Salies-de-Béarn

9 782329 494258